L'ALIMENTATION

PAR LA

VIANDE DE CHEVAL

PAR

M. DECROIX

VÉTÉRINAIRE EN PREMIER A LA GARDE DE PARIS.

DEUXIÈME ÉDITION

SOMMAIRE :

I. Qualités de la viande de cheval.
II. On peut faire manger du cheval pour du bœuf.
III. Les pauvres n'ont pas autant de préjugés qu'on le croit.
IV. La viande de cheval au point de vue de la fortune publique.
V. La viande de cheval et les armées en campagne.
VI. Les objections contre la viande de cheval.
VII. Les victimes de la viande de cheval.
VIII. Conclusions : Primes, souscriptions.

---

50 CENTIMES AU PROFIT DES PAUVRES

PARIS

ASSELIN, LIBRAIRE, PLACE DE L'ÉCOLE-DE-MÉDECINE. | DENTU, LIBRAIRE, GALERIE D'ORLÉANS, PALAIS-ROYAL

1864

AVANT-PROPOS

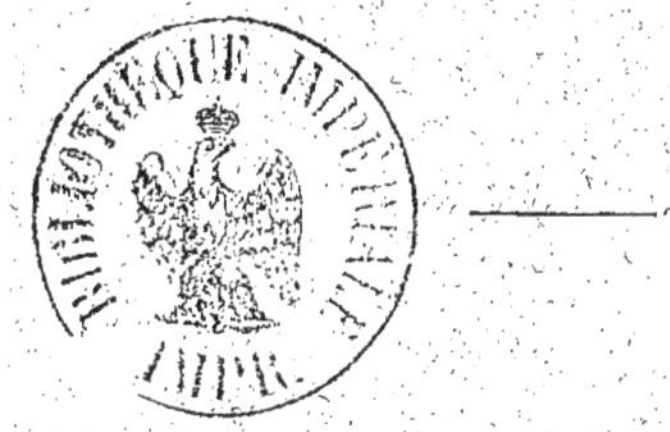

La science, la raison et l'expérience sont unanimes pour proclamer que la viande de cheval est bonne, saine, agréable, très-nutritive et susceptible de donner le meilleur bouillon connu.

Par un préjugé fatal, on laisse perdre des quantités considérables de cette bonne viande, tandis que des millions de Français ne mangent de la viande que tout à fait exceptionnellement.

Il est urgent de détruire ce préjugé, et de faire entrer la viande de cheval dans l'alimentation publique.

Pour atteindre promptement ce résultat si éminemment avantageux, il faut parler beaucoup du précieux aliment, afin d'en propager l'idée dans la population.

C'est pourquoi je cherche à répandre cette brochure le plus possible; c'est pourquoi j'invoque le secours de la presse, si favorable à tous les progrès; c'est pourquoi je fais appel à toutes les personnes de cœur et de bonne volonté.

L'ALIMENTATION

PAR LA

VIANDE DE CHEVAL

Par M. DECROIX,

Vétérinaire en premier à la Garde de Paris.

Ce travail a été lu en partie à la Société protectrice des animaux.

I

Mesdames et Messieurs,

Il n'y a guère de séance où quelque membre de notre Société n'élève la voix pour signaler les brutalités, les privations, les misères de toute sorte, qu'ont à subir les chevaux que l'âge et les infirmités ont rendus à peu près impropres à tout service. Cent fois des cœurs compatissants ont protesté, dans cette enceinte, contre l'ingratitude dont sont victimes les animaux qui se sont épuisés pour nous procurer des plaisirs ou pour satisfaire nos besoins. Un de nos collègues, M. le docteur Blatin, nous a tracé le récit lamentable des souffrances qu'ont à endurer, avant d'être sacrifiés dans les clos d'équarrissage, les malheureux chevaux, auxquels, à la fin de leur carrière, on retranche les aliments parce qu'ils ne peuvent plus travailler, et qui ne peuvent plus travailler parce qu'on leur retranche les aliments.

Le meilleur moyen de mettre un terme à un si navrant spectacle, c'est de livrer à la consommation, comme animal de boucherie, tout cheval qui ne pourrait plus rendre de bons services. Cette idée n'est pas neuve, je le sais: elle a été exprimée bien souvent dans notre Société, notamment par MM. Isidore Geoffroy Saint-Hilaire, Blatin, Couturier de Vienne, Munaret, et par d'autres. Malheureusement elle a rencontré des obstacles, et elle tarde beaucoup à porter ses fruits ; les efforts tentés jusqu'à ce jour pour répandre l'hippophagie chez nous n'ont pas été couronnés de succès ; mais ce n'est pas une raison pour se décourager; au contraire, il faut persévérer, avec un redoublement d'ardeur, jusqu'à ce que le but soit atteint. Toute vérité utile doit s'attendre à passer par mille épreuves, avant d'être mise en pratique.

Il est péremptoirement démontré aujourd'hui que la viande de cheval, d'âne et de mulet, est saine, agréable et très-nourrissante.

Ainsi, consulté en 1856, par Son Excellence le ministre de l'Agriculture, sur la question de savoir s'il y avait lieu d'accorder l'autorisation d'ouvrir une boucherie de viande de cheval, le Conseil d'hygiène de Paris répondit affirmativement (1).

Dans sa séance du 5 juillet 1861, la Société de médecine d'Alger adopta à l'unanimité les conclusions suivantes :

1° La viande de cheval est parfaitement saine et peut être livrée à la consommation, aussi bien en Algérie qu'en Europe, sans aucun danger pour la santé publique.

2° Dans *l'intérêt de l'hygiène*, la Société émet le vœu que l'administration autorise la vente de la viande de cheval pour l'alimentation (2).

D'autre part, voilà plus d'un demi siècle que l'illustre Larrey, le père du soldat et le père de la médecine militaire, a su mettre à profit les qualités alimentaires de cette viande. Dans plusieurs contrées de l'Europe, elle est livrée à la consommation ; tandis que chez nous, bien que les médecins, les vétérinaires, les hygiénistes aient prouvé qu'elle *peut* et qu'elle *doit* entrer dans l'alimentation, nous en sommes encore à formuler des vœux. Pourquoi ne pas se hâter de faire profiter le public, et notamment les classes peu aisées, d'un aliment si bienfaisant? La France est le pays où la charité et la philantropie s'occupent le plus ardemment des pauvres, mais ils n'en est pas moins avéré que beaucoup souffrent de la faim, que beaucoup ne mangent guère de viande que lorsqu'ils sont assez malheureux pour en recevoir de la charité publique ou privée.

On ne s'étonnera pas, je présume, qu'il soit souvent ques-

1) Rapport du conseil d'hygiène, 1849 à 1858, p. 165 et suivantes.
(2) Bulletin de la Société, 1860-61, p. 91.

tion des pauvres dans ce travail. La compassion pour les animaux, quelque louable qu'elle soit, ne doit pas nous rendre insensibles aux souffrances de nos semblables. Et justement, on trouve un argument en faveur des bêtes, dans le désir de soulager les classes déshéritées, et réciproquement. Mais on pourrait craindre que la répugnance pour la chair de cheval fût assez grande, surtout chez les pauvres, pour que cette viande ne soit jamais admise dans l'alimentation. J'ai de nombreux faits qui prouvent qu'une telle crainte n'est pas fondée.

En voici quelques-uns.

II

Pendant l'année qui vient de s'écouler, j'ai continué mes recherches scientifiques sur la viande de cheval. Grâce à l'autorisation de M. le Préfet de police, j'ai pu m'en procurer, chez un membre de notre Société, M. Macquart, à qui je dois des remercîments pour l'empressement et le désintéressement qu'il a mis à me donner ce que je désirais. Indépendamment des observations destinées à un mémoire spécial, j'ai pris à cœur le côté pratique de la question, le seul que j'aie en vue aujourd'hui.

L'exemple étant plus convaincant que la parole, j'ai fait un usage habituel de la viande de cheval depuis plus d'un an. Le bœuf, le mouton et la volaille n'ont paru chez moi que tout à fait exceptionnellement. On comprend bien que je ne faisais pas une cuisine particulière pour les personnes qui venaient me voir. J'ai donc fait manger du cheval à presque tous les parents, amis et connaissances, qui m'ont fait le plaisir de s'asseoir à ma table. Comme il n'est pas d'usage de signaler aux convives l'origine de ce qu'on leur sert, et que d'autre part, les personnes bien élevées ne s'enquièrent pas de l'espèce animale qui fournit le menu du repas, peut-être quelques-uns de mes hôtes ignoraient-ils qu'ils se nourrissaient de cheval. En tous cas, forcés d'avouer qu'ils n'ont rien soupçonné, ils auraient fort mauvaise grâce à venir se plaindre aujourd'hui : quand on est traité comme le maître du logis, et avec lui, on n'a rien à dire.

Une cinquantaine de personnes ont été reçues chez moi en 1863, dans les conditions que je viens de révéler pour la première fois. Les unes n'ont fait qu'un seul repas, d'autres y ont vécu six, huit jours et plus. Eh bien, j'ai la douce confiance que pas une ne sera blessée de l'honneur volontaire ou involontaire fait par elle à la viande de cheval.

Aussitôt que la première édition de cette brochure a été imprimée, je me suis empressé d'en envoyer un exemplaire à toutes les personnes intéressées. Il paraît qu'en général, la surprise a été grande et l'effet agréable ; voici deux exemples entre autres.

M. le curé de Crainvillers (Vosges), qui est resté neuf jours chez moi, m'écrit : « Comment, vous m'avez joué à ce point ! vous m'avez fait manger du cheval ! Dieu sait si je vous pardonne de tout mon cœur, car jamais je n'ai goûté de plus excellent bouillon, de meilleure daube, de plus exquise cuisine. Il est vrai que les plats étaient parfaitement accommodés ; mais après tout, le cheval est toujours du cheval, et à mon avis, votre cheval valait le veau le plus exquis de nos contrées. — Une autre fois, si Dieu me ramène à Paris, je consens de bon cœur à ne manger que de la viande susdite, et je croirai sûrement faire repas de prince en acceptant la condition de vivre aussi bien qu'à mon premier voyage. »

Une dame m'écrivait ces jours derniers : « Si ce n'était vous, cher monsieur, qui me disiez que les délicieux bouillons, rôtis, daubes, etc., que nous avons mangés, pendant notre séjour chez vous, provenaient du cheval, jamais je ne le croirais. Je fais mon compliment à votre cuisinier sur son talent à accommoder la viande de cheval, pour laquelle je n'ai plus la moindre répugnance. Je regrette même que le chemin de fer ne vienne pas directement jusqu'ici ; car je vous prierais de m'envoyer un morceau de cette excellente viande pour en offrir à mon père et à ma mère, qui désireraient en goûter. »

De ces faits, il ressort, ce me semble, que le bœuf, dont le prix devient hors de proportion avec les ressources de la classe ouvrière, peut être remplacé parfaitement, et sans le moindre inconvénient par le cheval. Je ferai observer, en effet, que bien que ma table ne soit pas somptueuse, il n'y aurait certainement plus lieu de s'apitoyer sur le sort des pauvres, s'ils en avaient tous une pareille.

Il est vrai que, chez moi, j'ai pu faire manger du cheval, mais ailleurs trouverait-t-on quelqu'un qui voulût en préparer et surtout en faire manger aux autres ? Appuyé sur de nombreux faits, je réponds affirmativement. Des officiers, des sous-officiers et des soldats se font un plaisir d'en faire paraître sur leurs tables. Dans toutes les classes de la société, j'ai trouvé des familles curieuses de juger, par elles-mêmes, de sa valeur alimentaire, et toutes ont reconnu que le cheval peut figurer avantageusement à côté du bœuf; ce que, du reste, les banquets d'Alfort, de Toulouse, d'Alger, etc., avaient démontré depuis longtemps. Souvent des personnes que je ne connais pas m'en demandent ou m'en font demander; ainsi depuis une quinzaine de jours, M. Ravel, docteur en droit, m'a prié deux fois de lui en procurer. Il y a trois semaines, M. Brette, négociant à Autun (Saône-et-Loire), à cent lieues d'ici, me demandait un filet pour un repas extraordinaire. Ce négociant m'écrivait, il y a quelques jours : « Désormais nous plaçons la viande de cheval au-dessus de celle bœuf et du chevreuil, tant sous le rapport du goût que sous celui de la finesse. »

Ces jours derniers, un de mes confrères, M. Petit, passe chez moi, emporte un morceau de cheval, et m'engage à aller le manger avec lui, quelques jours plus tard. En rentrant, il le dépose dans sa cuisine, s'absente un moment, puis revient déjeuner. Le repas terminé, la cuisinière demande si les *biftecks* étaient bons.

— Oui, répondit M. Petit, très-bons, délicieux.

Lorsqu'il apprit que, contre son attente et contre son gré, c'était la viande de cheval qui les avait fournis, il ne pouvait y croire. Il m'annonça ce résultat, en me disant qu'il n'avait jamais mangé de meilleurs *biftecks*, et en me priant de lui envoyer un autre morceau de cheval, pour célébrer la fête des Rois. J'ai assisté à ce repas de réjouissance; nous étions sept personnes à table; et je n'ai entendu que des éloges pour le bouillon et la daube de cheval.

Par ces faits et par une foule d'autres semblables, que je passe sous silence, on voit que ce n'est pas seulement chez moi que le bienfaisant aliment est mis en usage; mais encore partout où l'on peut en avoir, et où l'on s'est dépouillé du préjugé.

A Alger, j'ai trouvé les plus chaleureux partisans de la chair du cheval, chez les religieuses, les religieux et les prêtres, en tête desquels je place un homme d'un grand esprit et d'un grand cœur, feu l'abbé Chapelier.

Ici, je me suis aussi mis en rapport avec les prêtres et les communautés religieuses, parce que les pauvres, que j'ai principalement en vue, s'adressent à eux de préférence dans leurs besoins. Je constate avec satisfaction que la proposition de l'hippophagie est partout accueillie favorablement; et je dois ajouter que les prêtres, comme les sœurs, professent ce principe, « qu'il ne faut pas faire manger à autrui ce dont on ne voudrait pas manger soi-même. » Je leur ai donc procuré de la viande quand j'ai pu, afin de les mettre en mesure d'en parler par expérience. A cette occasion, qu'il me soit permis de citer un fait assez amusant.

M. Reboul, curé de la paroisse Saint-Paul, désirait goûter du cheval avant de le recommander. En conséquence, j'allai l'engager à dîner; mais il s'excusa, en me disant qu'il était invité par son vicaire.

— Eh bien ! lui dis-je, amenez votre vicaire.

— Cela ne se peut, répartit M. Reboul, il a beaucoup de personnes à dîner.

J'allais me retirer, lorsqu'il me dit :

— Vous m'assurez que le bouillon et la daube sont de bonne qualité ? Eh bien, envoyez-les nous ce soir. Je vais prévenir mon vicaire.

— Je le veux bien, mais ne mettez nul autre convive dans la confidence, avant la fin du dîner.

A six heures, le bouillon et la daube arrivaient à destination. Voici le résultat de l'expérience, d'après M. Reboul lui-même :

Le bouillon fut trouvé excellent. — Jamais, me dit-il, le lendemain, je n'en ai pris de meilleur. Vinrent ensuite plusieurs plats, mais pas de cheval. Le curé s'adressant au vicaire :

— Mais, M. l'abbé, il me semblait que vous deviez nous offrir une daube.

— Certainement, Monsieur, répondit le vicaire, mais elle a été servie après le bouillon ; vous en avez mangé, et vous l'avez trouvée bonne, puisque vous y êtes revenu.

Alors le secret fut dévoilé, au grand étonnement et à la grande hilarité de tous les convives. Ce qui avait été cause de la méprise, c'est que le nom de *daube* employé par mon cuisinier n'est pas exact; il s'agit plutôt *de cheval à la mode.* Le fait que je viens de rapporter, en quelques mots, prouve, une fois de plus, que l'on peut faire manger du cheval pour du bœuf, même lorsque les convives sont sur leurs gardes.

J'ai lu dans le *Journal de Seine-et-Oise* un article qui peut trouver sa place et son utilité ici, je cite textuellement : « C'était il y a quelques années... Dans une ville épiscopale, siége d'une garnison importante, se trouvait un vétérinaire hippophage. Notre homme résolut un jour de faire manger à ses camarades, MM. les officiers, un plat de son métier. En conséquence, il remit au chef de cuisine deux beaux filets. — Voilà, dit-il, deux filets de cerf, faites-les mariner, piquez-les et servez-nous-les tel jour. Le matin du jour désigné, Mgr l'évêque annonce à son Vatel que, le soir, il aura dix personnes à dîner, et qu'on s'arrange en conséquence. Le pourvoyeur se met en quête, et bientôt il a trouvé relevés, entrées, entremets, etc. Le rôt seul lui manquait, rien ! pas un chevreuil, pas un sanglier, rien que le gigot de mouton bourgeois ! Vatel, au désespoir, songeait peut-être à se passer son couteau au travers du corps, alors qu'il apprend par un des siens que MM. les officiers ont deux filets de cerf ! Sauvé, s'écrie-t-il, sauvé, mon Dieu ! Des négociations sont entamées avec le chef de cuisine des officiers ; celui-ci renvoie Vatel au vétérinaire donateur qui, courtois et généreux, mais cependant après s'être fait tirer l'oreille, abandonne les filets de cerf à Monseigneur. Et les convives firent fête au rôti. Le cerf prétendu qui avait fourni le rôt sur la table du prélat était un jeune cheval abattu par suite d'un accident qui l'avait mis hors de service. »

Je regrette que l'auteur de ce spirituel article ne nous ait pas dit si les hôtes ont été aussi aimables et aussi raisonnables que ceux du vicaire de M. l'abbé Reboul, lorsque la petite malice de mon confrère a été connue.

Au surplus, l'histoire rapportée par le *Journal de Seine-et-Oise* m'était bien connue, et je pourrais dire le nom du vétérinaire qui a donné les filets.

III

Jusqu'ici j'ai montré que l'aliment qui nous occupe a figuré sur des tables assez bien servies ; mais les pauvres n'ont-ils pas plus de méfiance ? Le dégoût, fruit du préjugé, ne les éloigne-t-il pas de tout ce qui est nouveau, en fait de nourriture ? J'ai des faits nombreux prouvant que les indigents n'ont pas plus de répugnance que les riches pour la viande de cheval.

Arrivé à ce point de mon sujet, je suis saisi d'un certain scrupule, car il est écrit : *Lorsque vous faites l'aumône, que votre main gauche ne sache point ce que fait votre main droite.* (Evangile S. Matth. vi, 3.) Cependant quand il s'agit de combattre un préjugé si nuisible et si déraisonnable que celui contre lequel nous nous élevons, je crois, au contraire, qu'il faut parler haut, selon cet autre précepte du même Evangéliste : *Que votre lumière luise devant les hommes, afin qu'ils voient vos bonnes œuvres, et qu'ils glorifient votre Père qui est dans les cieux.* » (S. Matth., v, 16.) En effet, quand je ferais manger de la viande de cheval à toute la ville de Paris, si personne n'en savait rien, le préjugé ne s'en perpétuerait pas moins. En voici la preuve : Appréciant parfaitement les avantages qui résulteraient, pour les classes malheureuses, de la réhabilitation de cet aliment, le Supérieur d'une communauté religieuse en fit manger, dans son établissement, et suivit le conseil que je lui donnai de n'en rien dire, si ce n'est après l'épreuve. Le lendemain, il m'écrivait : « Le bouillon que nous avons mangé à midi était si bon, qu'il n'est guère possible d'en avoir de meilleur. » Dans une autre lettre, il me disait : « Le rôti que vous nous avez envoyé était bien bon, bien tendre... Il a été mangé pour du *chevreuil !* » En même temps, il m'annonçait qu'ayant parlé plusieurs fois de l'alimentation par la viande de cheval, et qu'ayant remarqué à ce sujet une grande répugnance dans la communauté, il n'avait pas encore osé faire connaître combien cette répugnance était mal fondée, puisque le mets qu'on trouvait si bon comme chevreuil n'était que du cheval.

Pour détruire le préjugé, il faut donc, lorsque l'on fait manger de cet animal, ne pas craindre de le dire. Cette ligne de conduite m'a très-bien réussi auprès des pauvres : ainsi, toutes les semaines, je vais les trouver à la porte de la caserne où ils attendent les restes des soldats ; je leur dis à haute voix que j'ai de la viande de cheval cuite pour huit ou dix d'entre eux, et que ceux qui en désirent peuvent venir m'en demander. Il s'en présente toujours plus que le nombre indiqué. Quelquefois, pour savoir combien, parmi les indigents qui viennent à la caserne, avaient encore de la répugnance, je disais : « J'ai de la viande pour tous ceux qui en veulent. » Eh bien, tous se présentaient, c'est-à-dire un nombre variable de quatorze à vingt. Il m'est arrivé de ne pouvoir les contenter tous. J'ai fait aussi des distributions générales de bouillon. La plupart des pauvres n'en avaient jamais eu de meilleur.

J'aurais bien désiré faire tous les jours de ces grandes distributions ; mais je ne suis autorisé par la Préfecture de police qu'à prendre de petites quantités de cheval à la fois, et, d'autre part, je ne voudrais pas être indiscret envers notre collègue, M. Macquart, qui n'a jamais voulu accepter aucune rétribution.

Ceux qui gagnent leur vie à la sueur de leur front apprécient aussi les avantages que peut procurer la viande de cheval. M. Dandrieux, entre autres, fait les plus louables efforts pour la propager. Un jour, je lui porte de quoi faire un pot-au-feu. M. Dandrieux fils arrive, par hasard, au moment du dîner. Il trouve le bouillon et le bouilli *très-bons*. On ne lui dit pas à quel animal en revenait le mérite. Au moment de partir, le fils dit : Mon père, il vous reste un gros morceau de bouilli, si vous voulez, j'en emporterai un peu.

— Tu peux tout prendre, dit le père, nous avons autre chose pour demain.

Une autre fois, M. Dandrieux invite des amis qui vivent de leur travail, et leur dit que le cheval remplacerait le bœuf dans le dîner. Ils furent étonnés, émerveillés d'apprendre par cette expérience, que le cheval pouvait donner un si bon bouillon et un si bon bouilli. L'un d'eux voulut même emporter un morceau de viande pour en faire goûter dans l'atelier où il travaille.

Le bouillon de cheval n'a pas les mêmes caractères physiques et chimiques que celui du bœuf, il est plus nourrissant et d'une *digestion plus facile*. Il convient aux personnes affaiblies et qui ont besoin de reprendre des forces. Il est généralement très-bien supporté par des malades. Voici un exemple entre beaucoup d'autres que je pourrais citer.

Une demoiselle, malade depuis plusieurs mois, ne trouvait plus rien à son goût, tous les aliments lui répugnaient, elle était tellement épuisée que le médecin, la croyant perdue, avait dit à la mère qu'il ne continuerait pas à la visiter, et que le mieux était de l'envoyer à l'hôpital. La malade refusa, disant qu'elle préférait mourir. J'eus alors l'idée de lui offrir du bouillon de cheval. Dans la crainte d'un refus dû à la répugnance, je m'adressai à une Sœur de Saint-Vincent, qui avait mangé et fait manger bien des fois de la viande de cheval ; je la priai de porter le bouillon à mademoiselle Jeannette X... comme s'il venait de la communauté. Cette malade, qui avait du dégoût pour tout ce qu'on lui présentait, trouva le bouillon de cheval très-bon, le supporta parfaitement, et en demanda d'autre pour le lendemain, disant que les Sœurs savaient mieux faire le bouillon que sa mère; c'était mon soldat qui l'avait préparé! La malade finit par guérir.

IV

Aux bienfaits qui doivent résulter pour les classes indigentes de la réhabilitation du cheval comme animal de boucherie, il est bon d'en ajouter un autre qui n'a pas encore été signalé; c'est que la fortune privée, et par conséquent la fortune publique, sera augmentée d'une quotité facile à déterminer approximativement.

Ainsi la France et l'Algérie possèdent :

Chevaux.	3,000,000	en nombre rond.
Anes et mulets (1)	1,000,000	
Total. . .	4,000,000	

En fixant à 150 kilogr. le poids moyen des animaux (2), on trouve que les quatre millions représentent six cent millions de kilogr. de viande; en estimant le kilogr. à 0 fr. 50 c., c'est-à-dire au quart environ du prix du bœuf, on voit que la fortune publique serait augmentée de *trois cents millions de francs.*

D'après ces calculs qui me paraissent irréfragables, chaque propriétaire, chaque administration, chaque régiment est intéressé à l'admission des chevaux dans le commerce de la boucherie, pour autant de fois 75 fr. qu'il possède d'animaux. Et que l'on n'allègue pas que le cheval pouvant mourir de maladie, cette plus value est par trop aléatoire; car je répondrai que le prix des bêtes de boucherie se calcule d'après le prix de la viande, quoique ces bêtes puissent également mourir du charbon, du sang de rate, etc. Ainsi, je maintiens ce chiffre approximatif, *soixante-quinze francs* par animal;

(1) D'après mes observations, le mulet est meilleur que le cheval, et l'âne meilleur que le mulet.

(2) Dans l'état actuel, ce poids est trop élevé; mais il sera à peu près exact, après le changement qui doit s'opérer dans l'existence des vieux chevaux, lorsqu'ils seront admis dans les boucheries.

trois cents millions pour tous les chevaux, mulets et ânes de la France et de l'Algérie. Et ce n'est pas là une valeur imaginaire et fictive, comme celle d'un billet de banque ou d'un diamant; mais bien une valeur réelle, effective, ayant pour but de satisfaire le plus pressant et le plus constant de nos besoins : celui de notre alimentation.

V

Je croirais manquer à un devoir, si je n'ajoutais un mot à l'adresse des armées en campagne.

Pour la grande famille militante de toutes les parties du monde, famille composée d'hommes dans la force de l'âge, exposés fréquemment à toutes les intempéries, appelés à supporter de grandes fatigues, la viande de cheval, qu'on le sache bien, est meilleure, plus nourrissante que celle de jeunes bœufs, dont la chair pâle, molle, tient trop de celle du veau. Bien des fois, en expédition, j'ai pu comparer l'une à l'autre, et certainement l'avantage est pour la viande de cheval, sous le rapport de la *valeur nutritive.* Je ne prétends pas, bien entendu, qu'un morceau de cavale vieille, maigre, épuisée par les fatigues et les privations, soit aussi agréable au palais, aussi tendre à la dent que celui d'un bœuf bien engraissé et bien reposé; mais dans ces mauvaises conditions même, le cheval donne un *bon* bouillon et un bouilli *dur*, mais *très-nourrissant.* Eh mon Dieu ! en campagne, ne mange-t-on pas quelquefois du biscuit, quoique le pain de deuxième qualité soit préférable ?

A mon avis, on doit livrer à la consommation, de préférence aux bœufs épuisés qui suivent les armées, tous les chevaux auxquels il arrive des accidents graves : — éventrations, fractures, etc., — ceux qui sont blessés mortellement ; ceux qui sont affectés de boiteries intenses et incurables ; enfin, ceux atteints de lésions accidentelles de nature à les rendre impropres au service après guérison. Voici une autre ressource qui n'est pas à dédaigner en certains moments. Souvent, pendant les guerres, des animaux sont tués sur place, sans presque perdre de sang. On pourrait craindre que leur chair, *mal saignée*, fût insalubre et d'une digestion difficile. C'est une erreur ! Elle est un peu plus foncée en couleur, moins belle à la vue ; elle donne un peu plus d'écume ;

voilà tout. Si les approvisionnements font défaut, ou s'ils sont trop éloignés, on peut faire usage de cette viande en toute confiance.

En campagne, les armées qui sont l'objet des plus vives sollicitudes ne doivent pas se flatter d'avoir toujours la ration assurée pendant les marches et contremarches. Combien de fois n'ai-je pas vu nos troupes privées de viande ou n'en avoir que de très-médiocre qualité, lorsque, près de là, de bons chevaux tués par l'ennemi étaient abandonnés. En Crimée, n'a-t-on pas vu les Anglais souffrir de la privation de viande, tandis qu'ils en laissaient perdre des quantités considérables provenant de leurs chevaux ? Nos alliés n'ont pas su profiter des exemples donnés par l'illustre Larrey, en Egypte, dans l'île Lobau et ailleurs. La division d'Allonville, à Eupatoria, et la division d'Autemarre, à Baïdar, ont été mieux inspirées : elles ont su tirer parti de la viande de cheval.

Je fais des vœux ardents pour qu'en Pologne, en Amérique, et partout où il y a des guerres, les combattants ne se laissent pas souffrir de la faim à côté de chevaux tués ou gravement blessés.

La marine a aussi intérêt à l'admission du cheval dans l'alimentation. Pendant le transport de la cavalerie, il n'y a guère de traversée un peu longue sans que des chevaux soient abattus pour cause d'accidents divers. Alors, on les jette à la mer, tandis qu'ils pourraient procurer une viande fraîche, dont la troupe est quelquefois privée. Que d'exemples pendant la guerre de Crimée !

VI

Contre l'usage alimentaire de la viande de cheval, j'ai entendu beaucoup d'objections *spécieuses* ; de sérieuses, aucune. Voyons cependant celles qui comptent le plus de partisans.

Première objection : *On fera manger des chevaux morveux et farcineux !...* — Et d'abord il me semble que cette objection repose en partie sur un anachronisme. Il y a une vingtaine d'années, par exemple, la contagion de la morve était encore révoquée en doute par bien des personnes ; on n'était pas scrupuleux, comme aujourd'hui, sur les précautions à prendre pour éviter la propagation de la maladie ; aussi la morve était *fréquente*. Mais aujourd'hui que la science a fait des progrès, que l'hygiène est mieux entendue, la morve est peu commune relativement. En voici la preuve : en 1845, l'armée perdait par la morve et le farcin 47 sujets sur 1,000 de l'effectif ; en 1858, elle ne perdait plus que 10 sur 1,000, et depuis cette époque il y a encore une diminution sensible (1). Depuis dix-huit mois que je suis à Paris, je n'ai pas eu à traiter un seul animal morveux ou farcineux. La même amélioration s'est produite dans le civil où la morve, en général, est incomparablement moins fréquente que dans les régiments ; c'est au point que, plusieurs fois, je n'ai pu trouver dans les clos d'équarrissage, pour des recherches scientifiques, un seul sujet atteint de cette maladie. Mais enfin, la morve fût-elle aussi commune qu'elle est rare, en faisant visiter les animaux à l'abattoir, par le vétérinaire, et en faisant estampiller la viande reconnue saine, le public serait garanti contre la *morve* et autres maladies du cheval, comme il est garanti contre le charbon (affection bien plus redoutable que la morve) et autres maladies du bœuf et du mouton.

Deuxième objection : *Vous ne parviendrez pas à vaincre le préjugé.*—Le paragraphe III, ci-dessus, répond suffisamment à cette objection ; cependant, j'ajouterai quelques mots.

Eclairé par une grande expérience et appuyé sur des faits nombreux et probants, je me crois autorisé à affirmer qu'il y a assez de personnes dépouillées du sot préjugé, pour consommer toute la viande qu'une boucherie de cheval pourra fournir à Paris, et je suis convaincu qu'il serait facile de faire accepter avec reconnaissance le bienfaisant aliment par les pauvres et les malades que secourt l'assistance publique. Il suffirait, pour cela, de l'exemple de quelques personnes haut placées. En effet, les petits, toujours enclins à imiter les grands, *dans le bien comme dans le mal*, s'affranchissent d'autant plus facilement des préjugés que l'exemple vient de plus haut.

Ces jours-ci, un potage et un rôti de viande de cheval figuraient sur la table d'un des premiers fonctionnaires de l'Empire. Le bouillon fut trouvé meilleur que celui du bœuf, le bouilli plus dur, le rôti tendre, très-bon. Par ce seul fait, les domestiques des deux sexes mangèrent sans répugnance du cheval, comme leurs maîtres. Ce bon exemple porta ses fruits : plusieurs employés de la maison m'ont dit qu'ils se fourniront à la boucherie de cheval, quand il y en aura une.

(1) Mémoires de la commission d'hygiène hippique.

Madame la comtesse de Bryas se rappelant que son mari, officier supérieur au 6ᵉ régiment de cuirassiers, avait mangé du cheval pendant la retraite de Moscou, accepta avec empressement l'offre que je lui fis d'un morceau de cheval pour un pot-au-feu, et d'un morceau de filet pour daube. Dans la crainte de quelque répugnance parmi les personnes de la maison, je recommandai le secret jusqu'après l'épreuve. Deux jours plus tard, la daube, artistement parée, figurait avantageusement sur la table. Je me gardai bien de prononcer le mot *cheval;* j'évitai de causer avec Mᵐᵉ la comtesse, j'aurai pu trahir ma joie par un sourire indiscret. Aussi, quel coup, lorsque l'une des convives me dit en montrant le plat : — Vous connaissez cela ? — Mais... c'est..., ça parait être... — C'est du cheval ; nous savons tout.

Je fus rassuré en voyant que ces paroles n'étaient pas l'expression du dégoût que je redoutais ; au contraire, chacun fit honneur au cheval. Une dame anglaise, qui avait entendu la conversation, fut bien aise de juger aussi par elle-même des qualités de cette viande. Les domestiques ont voulu goûter au cheval comme les maîtres, et ils sont maintenant affranchis du préjugé.

Ce fait a une assez grande importance, parce que Mᵐᵉ de Bryas possédant de vastes domaines, dans le Pas-de-Calais, si un accident arrivait à un cheval, lorsqu'elle sera à Bryas, il lui suffirait de dire que la viande de cheval est bonne, qu'elle en a mangé, pour que les malheureux, qui vénèrent et bénissent son nom, s'empressassent de dépécer l'animal et de se régaler.

Il est bon de noter que le cœur, le foie, les reins, la cervelle peuvent être livrés à la consommation comme ceux du bœuf. J'ai fait usage de toutes ces parties, et j'ai trouvé peu de différence entre celles du bœuf et celles du cheval. On peut faire manger facilement les uns pour les autres ; je crois même que le plus fin gourmet ne pourrait distinguer la cervelle du cheval de celle du bœuf.

Troisième objection : *En supposant que le préjugé fût détruit, la viande de cheval serait trop chère.* J'ai entendu formuler cette objection par un homme d'un grand mérite, M. Magne, directeur de l'Ecole vétérinaire d'Alfort. Voici les raisons, ou plutôt, les *chiffres* que j'oppose à l'opinion de mon honoré maître.

Les chevaux hors de service pour cause de vieillesse, d'usure prématurée, d'accidents divers, valent actuellement une vingtaine de francs. Toute la viande que j'ai mangée, et que j'ai fait manger, depuis quatre ans, provenait d'animaux dont le prix ne s'élevait pas, en moyenne, à plus de *quinze francs*. Cette viande était bonne, et même *très-bonne*, ainsi qu'on a pu s'en convaincre par les faits rapportés plus haut. M. Magne et tous ceux qui partagent son opinion, me paraissent fonder leur objection sur ce que, à un point de vue général, il faut plus d'argent pour avoir un bon cheval que pour avoir un bon bœuf. Mais il ne s'agit pas de faire manger les chevaux de 1,500 francs ; cette pensée serait par trop extravagante ; il s'agit au contraire d'utiliser la viande *saine* des animaux impropres au service, et par conséquent, d'un prix peu élevé, de 15 à 100 francs au plus. La viande de cheval ne sera donc pas trop chère.

La réfutation suivante complète celle-ci.

Quatrième objection : *On ne trouvera pas assez de chevaux pour entretenir une boucherie*. M. Reynal, professeur à l'Ecole d'Alfort, étant au nombre de ceux qui soutiennent cette objection, c'est avec ses propres chiffres que je vais essayer de combattre son opinion.

Au mot Equarissage du nouveau Dictionnaire de médecine vétérinaire, M. Reynal s'efforce de démontrer que la viande de cheval ne peut donner que de faibles avantages : il est persuadé que l'on ne pourrait livrer à la consommation, chaque année, à Paris, que 3,668 chevaux *sains*, lesquels, à raison de 137 kilog. de viande nette par cheval, donneraient 502,516 kilog. Or, en supposant *vrais* ces chiffres évidemment *erronés*, le boucher pourrait abattre chaque jour dix chevaux, et vendre 1,370 kilog. de bonne viande ; c'est-à-dire une quantité peut-être supérieure à ce que distribuent tous les bureaux de bienfaisance réunis. En fixant les bénéfices, pour chaque cheval, à 20 francs seulement — bénéfices sur la viande, la peau, les crins, la corne et autres issues — on voit que le boucher gagnerait 200 francs par jour, ce qui me paraît un appât assez séduisant.

Mais je prétends que les chiffres sur lesquels l'honorable professeur établit ses calculs ne donnent pas une idée exacte des ressources que la viande de cheval peut fournir à la capitale : il fixe le poids moyen de viande nette par chaque animal à 137 kilog. tandis que d'autres auteurs l'évaluent à 200 kilog. environ. Quoi qu'il en soit, du jour où le cheval sera livré à la boucherie, on ne l'épuisera plus autant, et son rendement sera notablement augmenté : d'où il ressort que le poids moyen de 150 kilog., dont j'ai parlé plus haut, loin d'être exagéré, serait plutôt au-dessous de la vérité.

Pour le nombre de chevaux que l'on pourra livrer à la consommation, M. Reynal donne encore, à mon avis au moins, des chiffres qui n'ont pas du tout la valeur qu'il leur accorde ; il néglige un élément considérable dans la question : ainsi, actuellement, il n'y a, d'après notre estimable confrère, qu'un tiers des chevaux sacrifiés dans les *équarrissoirs*, c'est-à-dire 3,668, qui puissent donner de la viande *saine* ; mais du jour où ils seront admis dans le commerce de la boucherie, on n'attendra plus qu'ils tombent malades, par suite de mauvais traitements, d'excès de travail et de privations, — parce qu'alors, on n'en retirerait qu'une quinzaine de francs, — on les vendra, pour l'alimentation, lorsqu'ils vaudront encore 60 à 100 francs. Cette révolution opérée par la force de l'intérêt particulier, ce ne sera plus le tiers des vieux chevaux qui sera propre à la consommation, ce seront les deux tiers ; soit 7,336, ou, en viande nette, 950,500 kilog. par an ; et, par jour, 2,604 kilog. : un tiers seulement sera éliminé.

Une autre remarque à faire, c'est que tous les chiffres ci-dessus sont basés sur la population chevaline de Paris et des environs, tandis qu'après l'établissement des boucheries de cheval, on viendra de beaucoup plus loin, puisqu'on sera attiré par un prix que les localités dépourvues de boucherie ne pourront atteindre. Je ne me dissimule pas, que toute industrie nouvelle a des obstacles à surmonter, et que les approvisionnements ne seront pas toujours très-réguliers ; il faut que le *courant s'établisse*. Dans une petite localité, une boucherie ne réussirait pas, faute d'approvisionnement et de consommateurs ; dans les grandes villes, au contraire, cette nouvelle industrie aura un *plein succès*, surtout après que Paris aura donné l'exemple.

En étendant le cercle des calculs ci-dessus à toute la France et à l'Algérie, et en fixant à 12 ans la vie moyenne des chevaux, on trouve que la consommation de la viande pourrait être augmentée de *trente-trois millions* de kilogrammes par an !...

Plaçons-nous à un point de vue plus général encore : le

progrès réalisé dans la capitale du monde civilisé, — où le peuple et surtout les pauvres sont mieux traités que partout ailleurs, — contribuera puissamment à détruire le préjugé dans les autres contrées. Ne soyons pas égoïstes, dilatons nos cœurs; qu'une montagne, une rivière ou même les mers n'arrêtent pas nos généreuses aspirations. Tous ceux qui ont faim, quelle que soit leur patrie, ne sont-ils pas nos frères?

Cinquième objection : *La viande de cheval est désagréable, coriace*; DURE COMME DU CHEVAL. — Ici, il y a un peu de vrai et beaucoup d'exagération. Je m'explique.

Plus les animaux — bœuf ou cheval — sont jeunes, plus leurs chairs sont pâles, molles, tendres et *peu nutritives*; plus ils sont âgés, plus les chairs sont rouges, fermes, dures et *nourrissantes*. Les premières sont plus agréables; les secondes, plus utiles.

M. le marquis de Croix, sénateur, un des premiers éleveurs de la Normandie, disait, ces jours derniers, qu'un poulain de sa propriété s'étant tué par accident, il en avait mangé, et fait manger en cotelettes, en *cheval à la mode*, en rôti, etc., et qu'il avait trouvé ces mets de qualité tout à fait supérieure; aussi, est-il un chaleureux partisan de l'hippophagie. Par contre, on entend assez souvent dire que la viande de cheval est très-dure. Cette accusation doit peser le plus souvent, sur le cuisinier plutôt que sur le cheval lui-même. Bien des fois, il m'est arrivé de donner du même animal à plusieurs personnes, et d'entendre dire par les unes que la viande était tendre, et par les autres, qu'elle était dure. Exemple :

Il y a quinze jours, M. Thibault me disait qu'il avait mangé plusieurs fois du cheval, pendant qu'il était aux Chasseurs d'Afrique, et que toujours il l'avait trouvé tendre et très-bon.

Il me demanda si je ne pourrais pas lui donner de quoi faire un rôti. — Je répondis que j'allais lui en envoyer un de suite; mais qu'il serait dur, parce que l'animal dont il provenait était vieux. — Je me charge de le rendre tendre, dit-il. — Trois jours plus tard nous mangions ce rôti. De l'avis des dix convives, il n'est pas possible de goûter quelque chose de plus tendre, de plus savoureux, de meilleur. Le rôti avait été piqué au lard, mariné au vin blanc, pendant quelques jours; voilà tout le secret.

La viande de cheval, comme la plupart des viandes, ne doit pas être mangée de suite; elle doit être un peu attendue, *ras-*

sise. C'est pour avoir négligé cette condition, et n'avoir pas fait cuire assez longtemps cette viande, que des personnes, et surtout des soldats en campagne, ont employé cette expression peu méritée : *dure comme du cheval.* La bécasse elle-même ne vaudrait pas le plus humble poulet, si elle était mangée aussitôt qu'elle est tuée.

Du reste, il en est de même pour tous les animaux à viande noire. Le bœuf lui-même serait plus dur, s'il était mangé immédiatement après être tué.

Dans les conditions ordinaires et pour les classes malheureuses, il n'est pas nécessaire d'avoir recours aux artifices des cuisiniers émérites ; on peut tirer un très-avantageux parti des vieux chevaux pour le pot-au-feu élémentaire, à la portée de toutes les ménagères. Il n'est pas nécessaire que les animaux soient engraissés, la viande ne serait plus à bon marché ; avec de la viande maigre, il suffit que la cuisson soit un peu plus longue, que s'il s'agissait du bœuf ; alors on obtient un bouillon supérieur et un bouilli savoureux, nutritif, un peu dur, mais préférable à celui que donne la chair des vieilles vaches.

Ce résultat me paraît suffisant ; je ne souhaite, ni pour les autres, ni pour moi, la vie luxuriante du mauvais riche *qui se traitait magnifiquement tous les jours* (Evangile saint Luc, XVI, 19). Car la surabondance cause plus de maux que la privation ; mais je désire qu'au morceau de pain de chaque jour, le pauvre puisse joindre le morceau de viande de chaque semaine.

Sixième objection : On a dit aussi que *si l'on admettait les chevaux à la boucherie, la population chevaline diminuerait?*

Les non-valeurs seules diminueraient, mais les bons chevaux seraient trop chers pour être livrés à la consommation.

J'abrége dans la crainte de faire une grosse brochure qu'on n'aurait pas le temps de lire.

Septième objection : *Vous voulez donc élever les chevaux pour la boucherie?*

Non, ce serait proposer une mesure extravagante : il suffit de ne pas laisser perdre ceux qui ne peuvent plus fournir un travail suffisamment rémunérateur.

Huitième objection : *La graisse de cheval est huileuse, dés-*

agréable ? Elle sert au contraire à faire des fritures de première qualité, des fritures de pommes de terre notamment, des crêpes et des beignets. On peut aussi l'employer pour la salade; elle est préférable à la plupart des huiles d'olive du commerce.

En définitive, de toutes les objections que j'ai entendu formuler, aucune n'est assez sérieuse pour faire abandonner l'idée de l'alimentation par la viande de cheval. — S'il y en a d'autres, je serai heureux de les connaître afin de m'y rendre, dans le cas où elles seraient réellement fondées, et de les combattre dans le cas où elles ne le seraient pas.

VII

Lorsque l'on a introduit les machines à vapeur dans les manufactures, les ouvriers ont été mécontents, parce qu'ils ont craint de ne plus trouver de travail; quand on a établi les chemins de fers, les entrepreneurs de diligences ont réclamé parce que leurs services étaient supprimés; et ainsi toute mesure avantageuse au public lèse quelques intérêts particuliers. L'alimentation par la viande de cheval ne fera pas exception. Les principales victimes seront les *équarrisseurs* : actuellement, tous les chevaux leur passent par les mains, tôt ou tard; mais du jour où des boucheries seront établies, ces industriels n'auront plus que le *tiers* environ de ce qu'ils ont aujourd'hui; les deux tiers des animaux propres à la consommation leur échapperont, de là, diminution des deux tiers de leurs bénéfices. C'est un malheur, mais enfin, l'intérêt général doit passer avant l'intérêt privé.

Une autre corporation sera victime aussi du progrès que nous cherchons à réaliser : c'est celle des vétérinaires, dont le rôle principal est de traiter les animaux malades. Le jour où les vieux chevaux seront livrés à la consommation, la période de la vie où ces pauvres bêtes sont le plus exposées aux maladies, aux infirmités, sera fort abrégée, et les frais de traitement se trouveront diminués dans une proportion analogue. Malgré cela, je ferai remarquer, à la louange du corps auquel j'ai l'honneur d'appartenir, que la généralité des membres qui le composent est favorable à l'admission de la viande de cheval dans l'alimentation; en effet, les plus grands efforts pour atteindre ce but ont été faits par les vétérinaires; les banquets d'Alfort, d'Alger, de Lyon, de Toulouse, etc., en sont un éclatant témoignage.

Mais en regard de ces préjudices restreints, que d'avantages généraux! Moins de souffrances pour ces bons animaux qui se sont épuisés à notre service. Augmentation sans *aucun frais*, sans aucun effort, de la fortune des propriétaires de chevaux; moins de privations chez les classes peu aisées qui pourront avoir, à bas prix, une viande saine et relativement agréable.

On a dit que l'adoption de la viande de cheval ferait tort aux boucheries. A mon avis, c'est le contraire qui doit avoir lieu; leur commerce prendra de l'extension en comprenant de nouveaux éléments, de sorte que les bouchers et leurs ouvriers auront une nouvelle branche d'industrie à exploiter et de nouveaux bénéfices à réaliser.

J'ai vu des esprits bornés et opposants, comme on en rencontre chaque fois qu'il s'agit d'une innovation utile, prétendre que les revenus de la ville seraient diminués. Pour qu'il en fût ainsi, il faudrait admettre qu'il y aurait diminution de la consommation, tandis qu'en réalité, la viande de cheval ne supplantera pas celle des bœufs, mais lui suppléera, et au lieu que les recettes soient diminuées, elles seront augmentées par le produit des nouvelles patentes et des nouveaux droits *ajoutés* à ceux déjà perçus. Toutefois, je fais des vœux pour qu'au début, les *boucheries des pauvres*, soient exonérées des frais administratifs, afin de leur donner la facilité de surmonter les obstacles inhérents à toute industrie nouvelle.

VIII

Des faits et des considérations contenues dans ce travail, je me crois autorisé à admettre qu'il y a assez de personnes au-dessus des préjugés, pour que la viande de cheval soit consommée et même *recherchée*, dès qu'il y en aura dans des boucheries. Et je m'écrie avec Isidore Geoffroy Saint-Hilaire: « N'est-il pas absurde de perdre chaque mois, par toute la France, *des millions de kilogrammes* de bonne viande, quand, par toute la France aussi, il y a *des millions d'hommes* qui manquent de viande. »

Depuis sa fondation, notre Société ayant toujours été très-favorable à l'admission des chevaux hors de service dans le commerce de la boucherie, et, d'autre part, plusieurs personnes m'ayant exprimé le désir de s'associer à mon projet, je propose qu'une souscription soit organisée parmi tous ceux qui veulent concourir à cette œuvre de bienfaisance et d'intérêt général.

Une commission serait nommée et *déléguée* pour disposer, selon qu'elle jugerait opportun, du montant de la souscription, et pour faire toutes les démarches les plus propres à obtenir que la viande de cheval entre dans l'alimentation publique.

Afin de contribuer, pour ma faible part, à atteindre ce but si éminemment humanitaire, j'offre :

1° Une prime de *trois cents francs* à celui qui, dans le courant de l'année 1864, ouvrira une boucherie de viande de cheval, en France ou en Algérie ;

2° Et une seconde prime de *deux cents francs* à celui qui, en 1864, ouvrira un restaurant de viande de cheval.

Ces primes seront délivrées par l'entremise du trésorier de la Société protectrice des animaux, dans le deuxième mois qui suivra l'ouverture bien constatée de ces établissements (1).

J'éprouve le besoin de témoigner toute ma reconnaissance aux personnes qui, par dévoûment, ont bien voulu m'autoriser à citer leurs noms à l'appui de mes assertions.

Cette brochure est vendue au profit des pauvres, après le prélèvement des frais. Les bénéfices seront joints à ceux réalisés par la vente d'un poëme sur la viande de cheval, par feu l'abbé Chapelier. Le montant de ces bénéfices est destiné à l'achat de viande de cheval qui sera distribuée aux pauvres. Les personnes qui désireraient participer à cette œuvre de bienfaisance peuvent envoyer leurs offrandes chez M. Asselin, libraire de la Faculté de médecine, place de l'école de médecine, à Paris.

Je lis dans le *Bulletin de la Société protectrice des animaux*, qu'il doit y avoir un *banquet de viande de cheval.* C'est une manifestation qui peut exercer une heureuse influence sur l'opinion publique. Je fais des vœux pour qu'il y ait beaucoup de souscripteurs.

(1) Conformément à la proposition ci-dessus, la *Société protectrice*, dans sa séance du 21 janvier, a nommé une commission composée de neuf membres.

J'espère que les personnes favorisées par la fortune, et celles qui occupent de hautes positions, donneront le bon exemple aux classes peu aisées, en faisant prendre quelquefois de la viande de cheval, lorsqu'il y aura une boucherie, et en distribuant aux pauvres une partie de ce bienfaisant aliment.

Alors, la question de l'usage alimentaire de la viande de cheval sera résolue ; la vieillesse de nos principaux auxiliaires sera moins malheureuse, la fortune des propriétaires de chevaux sera augumentée, et les privations des Pauvres seront diminuées !

PARIS. — DE SOYE ET BOUCHET, IMPRIMEURS, 2, PLACE DU PANTHÉON.

www.ingramcontent.com/pod-product-compliance
Ingram Content Group UK Ltd.
Pitfield, Milton Keynes, MK11 3LW, UK
UKHW020446220726
13923UKWH00005B/2368